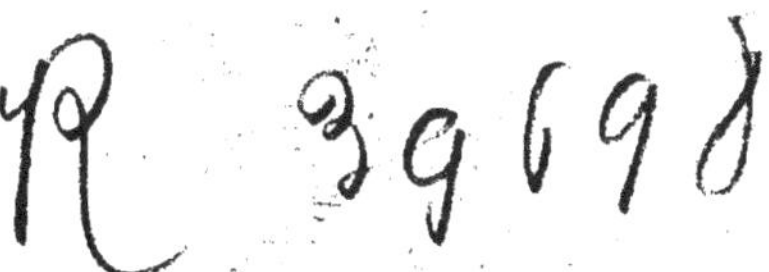

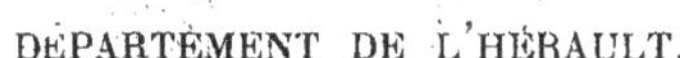

DÉPARTEMENT DE L'HÉRAULT.

RAPPORT GÉNÉRAL

DES

TRAVAUX

DES

CONSEILS D'HYGIÈNE

ET DE

SALUBRITÉ PUBLIQUES

PRÉSENTÉ A

M. LE PRÉFET DE L'HÉRAULT

PAR

M. le Prof[r] DUMAS,

VICE-PRÉSIDENT DU CONSEIL CENTRAL D'HYGIÈNE, MÉDECIN DES ÉPIDÉMIES
DE L'ARRONDISSEMENT DE MONTPELLIER.

1879.

MONTPELLIER,
RICARD FRÈRES, IMPRIMEURS DE LA PRÉFECTURE,
Place Petit-Scel, 5.

1881.

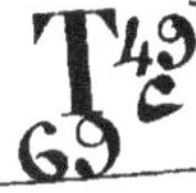

RAPPORT GÉNÉRAL

DES TRAVAUX

DES CONSEILS D'HYGIÈNE

ET DE

SALUBRITÉ PUBLIQUES

DU

DÉPARTEMENT DE L'HÉRAULT.

DÉPARTEMENT DE L'HÉRAULT.

RAPPORT GÉNÉRAL

DES

TRAVAUX

DES

CONSEILS D'HYGIÈNE

ET DE

SALUBRITÉ PUBLIQUES

PRÉSENTÉ A

M. LE PRÉFET DE L'HÉRAULT

PAR

M. le Prof[r] DUMAS,

VICE-PRÉSIDENT DU CONSEIL CENTRAL D'HYGIÈNE, MÉDECIN DES ÉPIDÉMIES DE L'ARRONDISSEMENT DE MONTPELLIER.

1879.

MONTPELLIER,

RICARD FRÈRES, IMPRIMEURS DE LA PRÉFECTURE.

Place Petit-Scel, 5.

—

1881.

DÉPARTEMENT DE L'HÉRAULT.

RAPPORT GÉNÉRAL

DES TRAVAUX

DES CONSEILS D'HYGIÈNE

ET DE

SALUBRITÉ PUBLIQUES.

Monsieur le Préfet,

J'ai l'honneur de vous adresser, au nom du Comité Central d'Hygiène et de Salubrité publiques de l'Hérault, le Compte-Rendu de ses travaux, pendant l'année 1879.

Je serais heureux de vous les voir accueillir avec la même bienveillance que vos devanciers.

Je vous prie d'agréer la nouvelle expression de mes sentiments respectueux.

Montpellier, le 26 Octobre 1881.

DUMAS.

CONSEIL D'HYGIÈNE

DE L'ARRONDISSEMENT DE St-PONS.

Le Conseil d'Hygiène de l'arrondissement de St-Pons s'est réuni le 7 Juin 1879.

Deux dossiers ont été soumis à ses délibérations ; ils sont relatifs à la translation des cimetières de St-Étienne-d'Albagnan et de celui de Fraïssé, qui rentrent dans les établissements de première classe.

A. Établissements de première classe.

Cimetières. — Les cimetières de St-Étienne-d'Albagnan et de Fraïssé, étant enclavés dans les communes précitées, et cela, contrairement aux prescriptions légales, le Conseil municipal de l'une et de l'autre demandent que leurs champs de repos actuels soient supprimés et transportés sur des emplacements appropriés à leur destination.

Il résulte de l'examen des pièces relatives au premier de ces cimetières, qu'il est placé dans le village même, devant l'église paroissiale, et qu'il est traversé par les fidèles qui se rendent aux offices, toutes conditions contraires aux exigences de l'hygiène et de la salubrité publique ; que le second est, de plus, insuffisant par son étendue.

Le Conseil, considérant que dans les deux cas les emplacements choisis pour remplacer les cimetières existants se trouvent, tant par leur exposition que par leur étendue et leur éloignement des habitations, dans les meilleures conditions, émet un avis favorable.

Il met, toutefois, pour le cimetière d'Albaguan, la condition que le mur de clôture du côté de la grand'-route ait une hauteur minimum de 2 mètres, et, sur les autres points 1 mètre 75 centimètres au-dessus du sol.

CONSEIL D'HYGIÈNE

DE L'ARRONDISSEMENT DE LODÈVE.

Le Conseil d'Hygiène de l'arrondissement de Lodève s'est réuni une seule fois en 1879. La séance a eu lieu le 24 mars. Trois dossiers lui ont été soumis. Le premier, relatif à un établissement de première classe, a pour objet la constructien d'un abattoir public à Clermont; le second est relatif à la construction d'un four à chaux, faite par le sieur Salvan ; le troisième intéresse la conservation du poisson dans la rivière de Lergue.

A. Établissements de première classe.

Abattoir public à Clermont. — L'Administration municipale de la ville de Clermont demande l'autorisation de construire un abattoir public dans cette commune, sur un terrain appartenant à M. Léon Maistre, section E, parcelle 476 du plan cadastral.

Le Conseil, considérant que la construction d'un établissement de ce genre est conforme aux intérêts publics et qu'une seule opposition, inspirée par un sentiment personnel, dont il a fait justice, pense qu'il y a lieu d'accorder l'autorisation demandée, aux conditions ci-après :

1° Une quantité de 15 litres d'eau vierge sera prise à la fontaine de la promenade dite du Tivoli et affectée au service intérieur de l'établissement.

2° Un bassin de 60 mètres cubes de capacité sera

construit au voisinage du bassin public, dont il recevra les eaux; l'orifice de vidange dudit bassin aura 15 centimètres d'ouverture.

3° Tous les deux jours, après les travaux de l'abattage, les eaux du bassin précité seront évacuées de manière à entraîner le plus rapidement possible les matières liquides et solides.

4° Au point où les eaux seront déversées à ciel ouvert dans le Rhônel, il sera fait les travaux nécessaires pour en faciliter l'écoulement.

5° Tous les conduits, tant ceux qui seront destinés à amener les eaux propres à l'abattoir que ceux qui porteront les eaux sales au Rhônel, seront construits en poterie ou en maçonnerie, parfaitement étanches, et couverts dans tout leur parcours.

6° Ces précautions étant reconnues insuffisantes, la commune s'engage à faire tous les travaux qui lui seront indiqués, dans l'intérêt de la salubrité publique.

C. Établissements de troisième classe.

Four à chaux. — Le sieur Salvan demande l'autorisation d'établir un four à chaux permanent dans la commune de Lagamas, section A, sur un terrain loué à M. Balsan.

Le Conseil pense qu'il y a lieu d'autoriser le pétitionnaire, en réservant les droits des tiers.

Conservation des poissons.

Le Conseil, après avoir pris connaissance du Rapport

des Ingénieurs du Service Hydraulique sur l'emménagement des cours d'eau et la conservation des poissons qui les fréquentent, charge M. Higounencq, Membre du Conseil, de procéder à une enquête, et de rédiger un Rapport *ad hoc*, qui sera lu dans la prochaine séance.

CONSEIL D'HYGIÈNE

DE L'ARRONDISSEMENT DE BÉZIERS.

Le Conseil d'Hygiène de l'arrondissement de Béziers s'est réuni les 5 Avril, 20 Mai, 20 Septembre et 2 Décembre 1879.

Dans ces quatre séances, il a eu à s'occuper de l'étude de seize questions, dont sept de première classe, une de seconde, huit de troisième.

A. Établissements de première classe.

Cimetières. — Sur les sept demandes relatives à des cimetières, cinq sont relatives à des agrandissements, une à la translation du champ de repos existant, la septième a pour but la création d'un nouveau cimetière.

Agrandissement de cimetières existants. — Les communes de Capestang, Maureilhan, Murviel-lez-Béziers, Sauvian, Vendres, demandent l'autorisation d'agrandir leurs cimetières respectifs.

Le Conseil, prenant en considération les cinq demandes qui précèdent, émet un avis favorable.

Translation. — L'Administration municipale de Montblanc demande à transporter le cimetière existant sur la parcelle de terrain portant le N° 410 de la section C.

Le Conseil émet un avis favorable.

Création d'un cimetière. — Dans le hameau de La Tour, dépendance de la commune de Boussagues, cette demande a été émise conformément à une délibération du Conseil municipal du 12 Mai 1878.

Le Conseil émet un avis favorable.

B. Établissements de deuxième classe.

Fabrique de saucissons avec la chair de cheval. — Le sieur Laffon demande l'autorisation d'établir, à Valros, dans une propriété distante de 2 kilomètres de ce village, une machine à fabriquer du saucisson avec la chair de cheval.

Le Conseil, pensant que la demande du sieur Laffon ne présente aucun inconvénient pour la salubrité publique, émet un avis favorable, à la condition que les animaux destinés à cette fabrication seront soumis à l'examen d'un vétérinaire avant l'abattage.

C. Établissements de troisième classe.

Les établissements de ce groupe sont quatre distilleries de trois-six, le transfert d'une fonderie, l'établissement d'une mégisserie, d'un moulin à blé et d'une usine à triturer le plâtre.

Distillerie de trois-six. — Les quatre demandes relatives à l'établissement de distilleries de trois-six ont été faites par le sieur Bastide (Mathieu), de Pomérols, Cauvy (Stanislas), de Lésignan-la-Cèbe, Fadat (Augustin), de Maraussan, Maraval, de St-Thibéry.

Le Conseil émet l'avis d'accueillir favorablement les demandes qui lui sont soumises, aux conditions : pour les sieurs Fadat et Cauvy, de chauler leurs vinasses et de les conduire, ainsi chaulées, par un conduit dallé, couvert et étanche ; le premier dans l'étang de Thau, le second dans le ruisseau du canal Ferraut.

Cette condition de chaulage n'a été nullement exigée des sieurs Bastide et Maraval, auxquels on impose seulement la construction de conduits dallés, couverts et étanches, destinés à l'évacuation des vinasses en nature dans le fossé de la ville, pour le dernier, nulle indication précise n'étant à ce point de vue formulée pour M. Maraval.

Les cheminées des sieurs Cauvy et Maraval seront élevées à la hauteur réglementaire de six mètres au-dessus de la toiture. Il n'est rien dit de cette condition pour les sieurs Fadat et Bastide.

Fonderie. — Le transfert d'une fonderie de fonte a été demandé par le sieur Blanchet (Antoine), fondeur à Bédarieux, rue de la Poterie, qui veut établir son usine sur la propriété du sieur Boyer, charpentier.

Le Conseil, émet un avis favorable, à la condition que la cheminée soit élevée à une hauteur convenable, 6 mètres au-dessus de la toiture des maisons les plus élevées dans un rayon de 50 mètres, la hauteur totale étant fixée à 16 mètres au moins au-dessus du sol.

Mégisserie. — Le sieur Milhau (André), de

Bédarieux, demande a établir une mégisserie dans sa propriété, près le ruisseau de Las-Vals.

Le Conseil émet un avis favorable, à la condition, pour le demandeur, de creuser sur sa propriété des puisards pour absorber les eaux sales et les détritus de son industrie, qu'il y conduira, à l'aide de conduits dallés, couverts et étanches, avec défense expresse de les déverser dans le ruisseau de Las-Vals.

Moulin à blé. — Le sieur Bousquet (Auguste), de Roujan, demande l'autorisation d'établir, en dehors du village, une machine à vapeur, de la force de six chevaux, pour faire mouvoir des meules destinées à moudre du blé.

Moulin à plâtre. — Le même sieur Bousquet, a l'intention de joindre à son moulin à farine un moulin à plâtre.

Le Conseil, canstatant l'innocuité de cette double industrie, émet un avis favorable.

CONSEIL CENTRAL D'HYGIÈNE

Siégeant au chef-lieu du département.

ARRONDISSEMENT DE MONTPELLIER.

Trente-huit communications ont été faites au Conseil Central d'Hygiène de l'Hérault, en 1879. Les dossiers y relatifs se répartissent de la manière suivante : 1 pour un établissement de première classe, 1 de deuxième, 16 de troisième. Les dix-huit questions restantes se rattachent à des faits non classés, et se rapportent plus particulièrement à la police médicale ; deux sont relatives à des faits d'administration.

Faits d'administration.

Renouvellement du Conseil d'Hygiène. — En vertu de la délégation de M. le Préfet, M. Dumas, Vice-Président du Conseil, donne lecture de l'Arrêté préfectoral du 12 Août courant, signé Cazelles, qui a pour objet le renouvellement biennal du Conseil ; la moitié de ses Membres, désignés par le sort, dans la séance du 4 Août 1877 et dont le mandat est expiré, sont : MM. Béziers, Bésiné, Loubet, Dumas, Jeanjean, Engel, Espagne, Bonnet et Baldy.

MM. Dumas, Jeanjean, Engel, Baldy ont été continués dans leurs fonctions ; MM. Bonnet, Loubet, Espagne, Béziers, sont remplacés par MM. Serre,

Hamelin, Professeurs-Agrégés de la Faculté de Médecine : Lenthéric et Pourquier.

M. Bésiné est maintenu, avec voix consultative. MM. Cor et Carrière de Castelnaud, ne pouvant plus faire partie du Conseil, par suite de leur appel à d'autres fonctions ; M. Fenouil, par suite de son admission à faire valoir ses droits à la retraite, sont remplacés, comme Membres, avec voix consultative, par MM. Fulcrand, Colonel-Directeur du Génie à Montpellier, Cadot, Ingénieur des Ponts et Chaussées, et Debons, Agent-Voyer en Chef du département.

M. Dumas rappelle au Conseil qu'il y a lieu de procéder à l'élection d'un Vice-Président et d'un Secrétaire, pour constituer le Bureau.

A l'unanimité des voix, moins une accordée à M. Bertin, M. Dumas est réélu Vice-Président pour une période de quatre ans.

La difficulté de trouver dans les Membres présents une personne qui accepte les fonctions de Secrétaire, la nomination de ce Membre du Bureau est renvoyée à la prochaine séance.

En attendant, M. le Vice-Président invite M. Serre, le plus jeune des Membres présents, à prendre place au Bureau en qualité de Secrétaire provisoire.

Le Bureau ainsi constitué, la séance est ouverte. M. le Président exprime, en quelques mots, les regrets qu'il éprouve à l'occasion de la sortie du Conseil de MM. Béziers, Loubet, Espagne et Bonnet, qui ont pris une part on ne peut plus active aux travaux de leurs

Collègues. Il rappelle surtout combien était utile la présence de M. Bonnet, qui, par suite d'aptitudes spéciales et la connaissance parfaite du département, était en état de fournir de précieux renseignements et de faciliter la solution de questions souvent délicates.

Les Membres présents s'associent aux regrets exprimés par M. le Président.

Cette dette de gratitude une fois payée, tant en son nom personnel qu'à titre de Vice-Président du Conseil, la parole est donnée à M. Serre, pour lire le procès-verbal de la dernière séance, qui est approuvé.

Élection d'un Secrétaire. — Dans la séance du 16 Août dernier, consacrée à l'installation des nouveaux Membres du Conseil, il fut impossible de désigner un Secrétaire, et cette élection fut ajournée jusqu'après les vacances, L'ordre du jour du 31 Octobre porte, comme première opération de ce jour, l'élection d'un Secrétaire, M. Hamelin est désigné, à l'unanimité des suffrages, comme Secrétaire; le Bureau se trouve ainsi complété.

M. Serre a obtenu une voix; M. le Président le remercie d'avoir bien voulu remplir provisoirement les fonctions de Secrétaire.

A. Établissements de première classe.

Abattoirs. — M. le Maire de Clermont-l'Hérault avait déjà formulé une demande en autorisation de construire un abattoir au ténement du Cimetière et de la Croix de la Pauge, section E, parcelles 788 et 479.

Les oppositions et le voisinage de l'abattoir projeté des premières maisons de la ville de Clermont, amenèrent le Conseil Central du département à émettre un avis de rejet à la demande qui lui était soumise.

Une nouvelle demande de M. le Maire de cette ville, propose d'établir l'abattoir projeté le long de la Route Départementale N° 14, sur la parcelle 476 de la section E. Cette parcelle appartient à M. Léon Maistre, qui s'est engagé à vendre ce terrain à l'amiable dès qu'il en serait requis par l'Administration municipale,

M. Delpont, propriétaire d'une campagne située à 65 mètres de l'abattoir projeté, a fait seul opposition dans l'enquête.

Le Conseil municipal de Clermont affirme qu'il n'y a pas lieu de s'arrêter à cette opposition, parce qu'elle est toute personnelle, et que M. Delpont avait offert à la ville de lui vendre, sur sa propriété même, le terrain nécessaire pour la construction de l'abattoir, qui, dans ce cas, aurait été presque coutigu, à la maison de campagne pour laquelle il ne redoutait pas le voisinage contre lequel il réclame aujourd'hui.

Le Conseil d'Hygiène, et M. le Sous-Préfet de Lodève, estiment qu'il n'y a pas lieu de s'arrêter à cette opposition, et émettent un avis favorable, ainsi que votre Rapporteur, qui vous propose d'accueillir la demande qui vous est faite, aux conditions ci-après :

1° Une quantité minimum de 15 litres d'eau vierge

par minute sera affectée au service intérieur de l'abattoir; cette fourniture sera indépendante de l'eau fournie par la fontaine du Tivoli, pour qu'elle soit régulière et qu'elle ne soit, dans aucun cas, soumise à l'action de ces fontaines.

2° Un bassin de 60 mètres cubes de capacité sera construit dans le voisinage du lavoir public et recevra toutes les eaux de ces lavages. L'orifice de fuite de ce bassin, d'une ouverture de 15 centimètres, aboutira à un conduit couvert et étanche qui amènera les eaux de ce bassin dans le conduit destiné à évacuer les eaux sales de l'abattoir.

3° Tous les deux jours, après l'abattage, les eaux du bassin précité seront vidées de manière à entraîner le plus rapidement possible les matières liquides et solides.

4° Les eaux sales seront ainsi évacuées, par un conduit réglementaire, jusqu'au Rhônel.

5° A partir du point où ce conduit débouchera dans le ruisseau, ce dernier devra être rectifié et nivelé sur un parcours de 500 mètres au moins, pour assurer l'écoulement du liquide.

6° Les viandes des animaux abattus et dépécés ne pourront être transportées chez les bouchers qu'au moyen de voitures fermées.

7° Enfin, les conditions générales de construction imposées aux abattoirs de Mèze et de Pézenas sont obligatoires.

B. Établissements de deuxième classe.

Gaz (usines à). — Dans la séance du 10 Février 1877, le Conseil Central avait à émettre son avis sur la demande formée par le sieur Mallet, Administrateur-Directeur de l'usine à gaz de Béziers, à l'effet de transférer l'usine dans les terrains du sieur Privat, sis Chemin de l'Albigeois, en face de l'emplacement actuellement occupé par cette même usine. Des renseignements relatifs à l'établissement du gazomètre, des appareils d'épuration et de fabrication, des produits accessoires et de l'évacuation des eaux vannes furent réclamés du sieur Mallet, pour que le Conseil pût se prononcer pertinemment ; mais cette demande de renseignements resta sans réponse.

Ce n'est que par lettre du 21 Avril 1879, que le sieur Mallet a fourni les renseignements voulus, et c'est grâce à leur examen que votre Rapporteur a pu exposer, qu'en dépit des deux oppositions intervenues dans l'enquête, l'emplacement choisi pour les ateliers de fabrication et pour le gazomètre, aussi bien que l'emploi par la Compagnie des appareils et des procédés les plus perfectionnés, ainsi que les mesures et conditions prescrites, mettent les opposants à l'abri des inconvénients qu'ils peuvent redouter, et qu'il propose d'accorder l'autorisation demandée, aux conditions suivantes :

1° Élever la cheminee à 25 mètres au-dessus du sol.

2° Se conformer aux prescriptions du Décret du 9 Février 1867, et à toutes celles qui régissent l'industrie du gaz, aussi bien qu'aux dispositions qui peuvent être ultérieurement prescrites pour améliorer l'exploitation au point de vue de l'hygiène et de l'intérêt légitime des voisins.

3° Conformément aux prescriptions de l'article 2 du Décret sus-mentionné, les ateliers de fabrication et le gazomètre ne pourront être établis qu'à la distance de 30 mètres au moins de la propriété du sieur Rey, de Mme Veuve Philibert Rey, née Abric Prelon, sa belle-fille.

4° Les eaux sales seront évacuées par un conduit dallé, bien cimenté et étanche, d'une section de 50 centimètres sur 40, réglementairement établi sous la surveillance de l'Architecte de la ville; il se reliera à l'égout de la ville aboutissant à la rivière d'Orb (si toutefois l'Administration municipale autorise la Compagnie à faire un embranchement sur cet égout). Dans le cas contraire, elle devra le prolonger jusque dans l'Orb au-dessous de l'étiage.

5° Réserves générales pour l'Administration.

C. Établissements de troisième classe.

Buanderie militaire. — Par lettre du 10 Mars 1879, M. le Sous-Intendant militaire de Montpellier sollicite l'autorisation, pour le Service des Lits militaires de la place de Lunel, d'annexer à cette entreprise une buanderie à installer dans un immeuble de cette ville, Route de Sommières, et appartenant à MM. Aury et Augé.

M. Engel, Rapporteur, expose que M. le Maire de Lunel n'a pas joint à sa lettre d'avis le dossier de l'enquête administrative à laquelle M. le Commissaire de police de Lunel a dû procéder, et, qu'en outre, il n'y a point de plan des lieux, ce qui ne permet pas d'apprécier la situation et les voies par lesquelles les eaux sales seront évacuées; aussi lui est-il impossible de formuler aucune conclusion.

Le Conseil, vu l'urgence de la solution à donner, pense ne pas devoir l'ajourner, et émet l'avis que l'autorisation soit accordée aux conditions ci-après ;

1° La consistance sera fixée à une chaudière, dont la capacité sera déterminée par l'Arrêté d'autorisation, conformément aux indications formulées par les demandeurs.

2° Un couvercle pourvu d'un tuyau aboutissant à une hotte renversée, dont le pourtour dépassera d'un décimètre dans tous les sens la circonférence de la cuve, fermera hermétiquement cette dernière, de manière à empêcher le dégagement des buées autrement que par ce tuyau de prolongement.

La hotte communiquera avec la cheminée d'appel, dans laquelle seront réunies et brulées les vapeurs s'échappant de la chaudière ou du cuvier.

3° On laissera refroidir complètement les bassins avant d'ouvrir le cuvier et d'en extraire le linge.

4° La cheminée sera élevée à 14 mètres au-dessus du sol.

5° Le sol de la buanderie, du hangar et du lavoir

seront dallés solidement en pierre dure reposant sur une couche de béton, dont les joints, bien repoussés et bien lissés, seront cimentés à la chaux hydraulique.

6° Le sol de l'atelier aura une pente de 1 centimètre par mètre vers l'orifice du conduit destiné à évacuer les eaux sales au dehors.

7° Ces eaux sales seront évacuées par un conduit réglementaire couvert, dallé et étanche, prolongé jusqu'à l'un des égouts de la ville, où il devra se dégorger. Sa section sera de 50 centimètres sur 40; il sera construit sous la direction et la surveillance de l'Autorité municipale.

8° Revêtir les murs de la buanderie d'un enduit en ciment romain ou d'un contre-mur en pierre dure parfaitement cimenté et rejointé, faisant corps avec le pavé et s'élevant à 1 mètre de hauteur.

9° Enlèvement quotidien des résidus solides à 100 mètres au moins des habitations.

10° Réserves générales pour l'Administration.

Chiffons (entrepôts de). — Le sieur Fabre (Louis), domicilié à Montpellier, demande l'autorisation d'établir un entrepôt de chiffons, d'os et de vieux fers, dans cette commune, section D, parcelle N° 249, rue de l'Arquebuse, N° 11.

M. le Commissaire de police chargé de l'enquête, M. le Maire de Montpellier, concluent à un refus, motivé sur les nombreuses oppositions des habitants du voisinage.

M. Dumas, Rapporteur, propose le rejet, en se fondant sur les mêmes oppositions ; le Conseil accepte la conclusion de son Rapporteur.

Réclamations. — Un grand nombre d'habitants de Montpellier ont porté plainte contre l'entrepôt de chiffons tenu par le sieur Rauzy, rue des Glacières, No 12.

M. le Maire de Montpellier, considérant que cet établissement est une cause permanente d'incommodité et d'insalubrité, est d'avis qu'il y a lieu d'en prescrire la fermeture.

M. Espagne, Rapporteur, après avoir visité les lieux, expose qu'il y a trouvé une quantité considérable d'os frais, de cornes, de peaux de lapins, bien qu'une interdiction absolue de recueillir ces produits ait été faite au sieur Rauzy par l'Arrêté d'autorisation.

Il conclut donc que, par suite de l'inexécution des conditions prescrites et dans l'intérêt de la salubrité publique, il y a lieu d'opérer le retrait de l'autorisation précédemment accordée.

Sur l'observation de M. le Président, le dossier en question doit être purement et simplement envoyé à M. le Préfet.

Distilleries d'essences. — Les sieurs Froment, Pinède (Pierre), domiciliés à Cournonterral, Maissonnier (Baptiste), Pailloux (Mathieu), de Gigean, Fabre (Georges), de Poussan, Valdebouze (Jean), de Puéchabon, demandent à établir des distilleries d'essences dans leurs communes respectives.

De ces six demandes, trois sont rejetées par le Conseil, trois sont accueillies favorablement.

Le premier groupe est constitué par les demandes des sieurs Froment, Pinède père et Pailloux.

Le premier de ces industriels demande à installer son usine dans l'intérieur de la commune de Cournonterral, sur le derrière de la maison qu'il habite.

Le sieur Pinède, habitant le même village, a l'intention d'établir sa distillerie derrière son jardin.

Enfin, le sieur Pailloux, de Gigean, demande la même autorisation pour établir sa distillerie sur un côté de la Route de Gigean à la station du Chemin de fer.

M. Espagne, Rapporteur des deux premières demandes, arguant de ce que les deux distilleries projetées seraient placées au milieu des habitations, et qu'indépendamment des inconvénients sérieux qu'elles présentent, par suite de la fumée et des dangers d'incendie, de la difficulté d'évacuer les eaux d'une manière convenable, propose leur rejet, opinion qui est accueillie par le Conseil.

La même détermination est prise sur la demande du sieur Pailloux, que M. Bonnet, Rapporteur, signale comme devant donner lieu à la création d'un établissement fort incommode pour les personnes qui fréquentent la Route de Gigean à la station du Chemin de fer, et dangereux pour les habitations du voisinage, qui s'étendent, d'après les plans, à près de 550 mètres du village, la situation des lieux ne permettant pas, d'ailleurs, une évacuation facile des eaux dont le demandeur ne dit pas le premier mot.

Pour ces motifs, M. le Rapporteur propose de ne pas accueillir la demande qui lui est soumise; un vote conforme du Conseil est émis.

Les trois demandes des sieurs Fabre (Georges), de Poussan, Meissonnier (Baptiste), de Gigean, et Valdebouze (Jean), de Puéchabon, sont, au contraire, accueillies favorablement. Le premier, section P, parcelles 161 et 162, à une assez grande distance du village et au milieu de terres labourables. Le second à Gigean, chemin de cette commune à Poussan, sur le derrière d'un magasin situé après un jardin. Le troisième au mas de Lavérune.

Ces autorisations ont été accordés aux conditions générales de :

1° Cheminées élevées à 16 mètres au-dessus du sol.

2° Murs isolant les fournaux.

3° Les résidus solides et liquides seront enlevés et transportés à 100 mètres au moins des habitations. Pour le sieur Meissonnier, en particulier, les eaux seront conduites par un conduit couvert, dallé et étanche, dans le fossé communal; le sieur Valdebouze, de son côté, devra réparer certains dégâts signalés par les deux opposants à l'enquête et que le Conseil ne saurait apprécier; aussi s'en réfère-t-il aux Autorités locales.

Filatures de cocons. — Dans la séance du 7 Décembre 1878, le Conseil avait émis un avis de rejet sur la demande du sieur Causse (Théodore), qui demandait l'autorisation d'établir une filature de cocons à Ganges, au tènement de Fontainebleau, avec faculté d'absorber ses eaux sales dans un puisard creusé dans sa propriété.

Le même industriel renouvelle sa demande, le 20 Décembre, en proposant d'évacuer les eaux dans le torrent de Sumène.

Le Conseil pense que l'Arrêté de rejet peut être rapporté, et le sieur Causse autorisé, sous les conditions imposées au sieur Domergue, de St-Bauzille-du-Putois (année 1876, p. 65), avec cette prescription que les eaux seront évacuées dans un conduit réglementaire de 40 centimètres sur 50 de section, s'étendant sans interruption de la filature au torrent de Sumène.

Fours à chaux. — Le sieur Salvan (Auguste), domicilié à St-André-de-Sangonis, demande d'établir un four à chaux sur la propriété du sieur Bassan, parcelle 520, section A du plan cadastral de la commune de Lagamas, à proximité de la Route de Grande communication N° 9.

M. l'Agent-Voyer de l'arrondissement de Lodève, et M. Fenouil, Agent-Voyer en Chef, chargés du Rapport, estiment que l'autorisation pourra être accordée à la condition d'établir le four projeté aux conditions générales imposées à ce genre de construction et en particulier à 30 mètres au moins de distance du Chemin de Grande communication sus-mentionné.

Le Conseil est d'avis que, du moment où la condition

précitée peut être remplie, l'autorisation doit être accordée.

Mégisseries. — Le sieur Gout (Marius), domicilié à Montpellier, demande l'autorisation d'établir une mégisserie dans la maison Bonnal, quai des Tanneurs. M. Bertin, Rapporteur, expose qu'aucune opposition n'est intervenue dans l'enquête, et se fondant sur ce que les mégisseries, rangées dans la troisième classe des établissements incommodes ou insalubres, diffèrent notablement des tanneries, qui sont infiniment plus désagréables, ce qui les a fait ranger dans la deuxième classe ; que les premières sont généralement acceptées sans réclamations par les populations ; que le quartier dans lequel veut s'établir le sieur Gout contient un assez grand nombre d'usines du même genre, et qu'il y a lieu, à Montpellier, de faciliter le travail pour la population ouvrière, il propose d'émettre un avis favorable, sous les conditions suivantes :

1° Les peaux fraîches seront, au moment même de leur arrivée dans l'usine, plongées dans l'eau de chaux, ou tout autre liquide susceptible de les rendre imputrescibles.

2° Les cours de toutes les dépendances de l'usine projetée devront être pavées en grès ou même au ciment et présenter une inclinaison suffisante pour que les liquides soient rapidement dirigés vers l'égout d'évacuation.

3° Les fosses seront parfaitement étanches.

4° Les eaux sales dirigées, par un conduit réglementaire, dans le Verdanson.

5° La ventilation des ateliers et magasins devra être assurée par des cheminées d'appel.

6° La bourre et tous les autres déchets solides ne pourront être conservés dans l'intérieur de l'établissement.

7° Le sieur Gout devra, enfin, se conformer, dans ce qu'il y a d'applicable à sa profession, aux mesures générales édictées pour les tanneries, et inscrites p. 168 du Fascicule des travaux du Conseil pour les années 1872, 1873, 1874 et 1875.

Moulins à huiles (eaux des). — Le Conseil municipal de Saussan signale les inconvénients qui résultent pour cette commune du mode actuel d'emménagement et d'évacuation des eaux sales des moulins à huiles et des vinasses provenant des usines de Pignan; il sollicite l'application des mesures propres à mettre un terme à cette situation.

M. Bertin, Rapporteur, n'ayant pu trouver dans les documents mis à sa disposition les éléments d'une conclusion, a demandé un supplément d'enquête ; sur sa proposition M. Espagne est chargé de procéder à une vérification des lieux et de faire un Rapport.

Vacheries. — Quatre questions de cet ordre ont été soumises au Conseil. Ces quatre demandes, formées par les sieurs Peyre, Pivot, Runel, de Montpellier, et Sée, de Cette, forment deux groupes, dont l'un, composé de la demande du sieur Pivot, a pour objet une vacherie dejà existante que son propriétaire veut transférer dans la maison Guiraud, rue Bazille.

M. Loubet, Rapporteur, fixe à 15 le maximum des vaches que le demandeur pourra entretenir dans ses deux écuries; il réclame l'application des conditions générales imposées à tous les industriels de même ordre, et, en particulier, pour le sieur Pivot, l'élargissement de l'ouverture du fond de la seconde écurie, qui devra avoir 1 mètre minimum dans tous les sens.

Les demandes des sieurs Peyre (Louis), vacher à Montpellier, Runel (Étienne) de la même ville, et celle du sieur Sée, de Cette, ont pour objet d'obtenir l'autorisation d'établir une vacherie, le premier, Chemin de Nazareth, maison Bertrand Vitou; le second, au clos Descournut, ancien Chemin de Castelnau; le sieur Sée, de Cette, dans le quartier du Château-des-Fleurs.

M. Loubet, Rapporteur, fixant à 8 vaches au maximum le nombre que pourront exploiter les sieurs Peyre et Runel, conclut à un avis favorable, aux conditions générales, à la charge par le sieur Peyre de faire à neuf la rigole conduisant les urines de ses pensionnaires dans le réservoir qui doit les recueillir.

Quant à la demande du sieur Sée, le remplacement de M. Loubet, comme Membre du Conseil Central, ne lui ayant pas permis de faire connaître ses conclusions, il en est résulté un délai. M. le Maire de Cette ayant, dans les premiers jours du mois d'Août, réclamé une solution aussi prompte que possible, en signalant au

Chef de l'Administration départementale les dommages éprouvés par le demandeur, M. le Président réclame, par anticipation, un vote de confiance du Conseil, pour le cas où le Rapport de M. Loubet serait favorable.

Le Conseil, admettant cette proposition, émet un avis favorable à la demande du sieur Sée, en lui appliquant les conditions générales imposées à tous les vachers et les conditions spéciales qui pourraient être réclamées par la consistance de l'établissement, le nombre des vaches qui pourront y être entretenues et la disposition du réservoir destiné à recueillir les urines.

En dehors des questions qui précèdent et qui se rattachent à la réglementation des établissements dangereux, incommodes ou insalubres, le Conseil a eu à se prononcer sur certains faits intéressant la salubrité publique et qui ne figurent pas sur le tableau annexé au Décret du 31 Décembre 1866. Nous les grouperons sous le titre commun de *Police municipale* :

Police municipale.

Cimetières. — Onze communes du département ont donné lieu à des communications relatives aux cimetières qui les desservent. Ces onze questions se divisent en trois groupes, selon qu'il s'est agi : 1° d'un simple agrandissement ; 2° de l'établissement de cimetières nouveaux dans des communes ou des portions de communes qui en manquaient ; 3° le dernier groupe se rattache à l'abandon des champs de repos existants et de leur transfert dans des conditions plus favorables.

Agrandissements de cimetières. — Demandes des communes de Maraussan, de Sussargues et de Vendres :

Maraussan. — Le cimetière de Maraussan avait été agrandi, au mois de Décembre 1873, d'une surface de 399 mètres carrés, dont 237 pour concessions à perpétuité, 81 pour inhumations trentenaires et 81 pour inhumations temporaires. Le terrain consacré aux inhumations perpétuelles étant épuisé, il est impossible de satisfaire aux nouvelles demandes sans empiéter sur le terrain consacré aux inhumations publiques, d'où nécessité d'un nouvel agrandissement, car les concessions perpétuelles sont une source de revenus pour la commune.

Le Conseil municipal, prenant en considération la situation que nous venons d'indiquer, demande une augmentation d'étendue de 283 mètres, ce qui porterait l'étendue totale à 682 mètres carrés, dont 384 pour les inhumations perpétuelles, 190 pour les concessions trentenaires et 108 pour les inhumations ordinaires.

Le terrain à acquérir, situé à l'ouest du cimetière existant, porte les N°s 4, 15 et 15 de la section B.

Pas d'oppositions; les juridictions diverses, M. le Maire, le Conseil municipal, le Conseil d'Hygiène de l'arrondissement de Béziers, M. le Sous-Préfet, ont émis des avis favorables.

M. Dumas, Rapporteur, émet une conclusion favorable; et, se fondant sur ce que la population de Maraussan étant de 1312 habitants, dont la moyenne des décès est annuellement de 34, le service, grâce à l'agrandissement demandé, se trouve assuré pour le présent et pour l'avenir.

Le Conseil émet un avis favorable aux conditions imposées aux Matelles et à Marsillargues. (Fascicules de 1871 à 1875, p. 34 et suivantes.)

Sussargues. — Un avis tout aussi favorable est émis par le Conseil en faveur de la demande faite par le Conseil municipal de Sussargues, par délibération des 15 Janvier 1873 et 25 Juin 1878, pour obtenir l'agrandissement du champ de repos de cette commune.

Le Conseil et le Maire de cette commune, arguant que pour une population de 367 habitants, dont la mortalité annuelle est de 9 en moyenne (ce qui, à 2 mètres carrés par sépulture exige, pour le roulement minimum de 5 années, une étendue de 90 mètres de surface), demande à porter à 1059 l'étendue qui n'est que de 479, ce qui permettra de pourvoir largement au service des concessions trentenaires et perpétuelles. La distance du cimetière au village étant de 67 mètres et les autres conditions topographiques suffisantes, M. le Rapporteur Dumas émet un avis favorable à la demande, qui est votée par le Conseil aux mêmes conditions générales que ci-dessus.

Vendres. — Par délibération des 18 Mars et 6 Avril 1879, le Conseil municipal de Vendres a demandé l'agrandissement de son cimetière, et fonde sa demande sur ce que la population de cette commune étant de 635 habitants, dont la mortalité moyenne annuelle s'élève à 17, la surface du cimetière actuel, qui n'est que de 1125 mètres carrés, ne peut suffire au service par suite de la distribution irrégulière des sépultures. L'adjonction d'une partie des terrains communaux qui entourent le cimetière, devant porter sa suface à 2380 mètres carrés, ce qui permettrait d'affecter 545 mètres aux concessions perpétuelles et trentenaires et de régulariser le service.

En conséquence, les diverses juridictions qui ont eu à se prononcer sur cette question ayant émis des avis favorables, M. Dumas, Rapporteur, conclut à l'accueil de la demande, ce que le Conseil vote à l'unanimité.

Création de nouveaux cimetières en conservant l'ancien. — Le hameau de Latour, la commune de Moulès-et-Baucels demandent : le premier, par l'intermédiaire du Conseil municipal de la commune de Boussagues, dont il est une dépendance, d'établir un cimetière sur son territoire pour desservir la population qui l'habite.

Sa demande est motivée : 1° sur l'insuffisance du cimetière actuel de Boussagues, qui dessert les deux localités.

2° Sur l'accroissement de la population du hameau de Latour, qui donne une moyenne de 8 décès par an, ce qui oblige à ouvrir des fosses, déjà occupées, avant le délai légal, et nécessite le dépôt des cercueils dans des fosses qui n'ont en moyenne que 80 centimètres de profondeur.

3° La distance considérable qui sépare le hameau de Latour du cimetière de Boussagues.

4° Enfin, sur le mauvais état du chemin, qui est souvent impraticable et occasionne des accidents plus ou moins fâcheux à chaque enterrement.

Le choix d'un terrain appartenant au sieur Gouty (Jean), propriétaire à Latour, d'une contenance de 47 ares à prendre sur la parcelle 380, section D, moyennant le prix de 500 fr., semble offrir toutes les garanties d'une bonne installation. Ce terrain est, en effet, au Nord du hameau, à 1 kilomètre de toute habitation, desservi par la Route départementale N° 8, d'un parcours facile et un chemin de service en bon état; le sol est un terrain calcaire, d'une profondeur de plus de 2 mètres, toutes conditions voulues pour un établissement de cet ordre.

En dépit de ces conditions on ne peut plus favorables, de nombreuses oppositions sont intervenues, dans l'enquête, du fait de certains habitants de Boussagues, mus par un esprit d'antagonisme qui existe depuis longtemps entre le chef-lieu de la commune et le hameau de Latour.

Les diverses juridictions intervenues dans la question, ont émis des avis favorables, et votre Rapporteur vous propose d'émettre un avis conforme aux intérêts des habitants de Latour, et défendus par la délibération du Conseil municipal de Boussagues du 8 Août 1878.

Moulès-et-Baucels. — La population de Moulès-et-Baucels compte 73 membres de l'Église réformée, qui, par an, donnent une moyenne de décès de près de 2. Comme l'observe M. le Maire, la mort d'un de ces administrés met les parents dans l'obligation de l'inhumer dans leur propriété ou de demander à quelque voisin la faveur de procéder à l'inhumation sur un terrain qui ne leur appartient pas.

Cet état de choses ne pouvait être toléré plus longtemps, et M. le Maire s'est entendu avec M. Allien-Sabatier, propriétaire de cette commune, qui s'est engagé à lui vendre, pour l'établissement du cimetière projeté, une parcelle de terrain de 380 mètres carrés, située au quartier de Las Costas, longeant du Levant le Chemin Vicinal N° 4, de Moulès à Montauban, du Couchant et du Nord les terres de M. Sabatier, et du Midi le Chemin dit de la Carrièrette. La cession est consentie au prix de 250 fr. fixé par le devis estimatif, le propriétaire se réservant toutefois le droit de ramasser les feuilles de trois mûriers, qui se trouvent dans la parcelle vendue, tant qu'ils existeront.

Conformément aux conclusions favorables de M. Dumas, Rapporteur, le Conseil émet un avis favorable.

Translation de cimetières existants. — En dépit des prescriptions de la loi, qui veulent que les cimetières soient en dehors de l'enceinte des communes et à une distance déterminée des habitations, il est un grand nombre de cas dans lesquels les champs de repos se groupent autour de l'église et au milieu des habitations. Cet état de choses doit évidemment se modifier à la longue, et il est heureux que les

Administrations municipales de Balaruc-les-Bains, de Fraïssé, de Montblanc, de St-Étienne-d'Albagnan, de St-Jean-de-Buèges et de St-Nazaire-de-Pezans aient compris les convenances qu'il y a de renoncer aux anciens cimetières pour en construire d'autres dans de meilleures conditions d'hygiène et de salubrité.

Balaruc-les-Bains. — Le cimetière de Balaruc-les-Bains, situé au milieu des habitations, autour de l'église et placé dans des conditions tout-à-fait opposées à celles qu'impose la loi, aussi le Conseil municipal a-t-il pris l'initiative d'une demande tendant à le transporter dans un lieu convenable.

L'emplacement choisi par l'Administration est à 300 mètres du village, sur la parcelle 631 de la section A; il mesure 1500 mètres carrés pour une population de 890 habitants, dont la mortalité moyenne annuelle est de 11 environ. Les inhumations réclament donc 22 mètres carrés par an, soit 110 pour 5 ans.

Une seule opposition a été faite à ce projet par un propriétaire voisin du point choisi pour établir le cimetière projeté ; il a fait ses réserves sur ce fait, que le voisinage du cimetière lui imposait un préjudice en le mettant dans l'impossibilité de creuser un puits sur son terrain.

Un accueil favorable à la demande de M. le Maire de Balaruc-les-Bains serait donc de mise, mais M. Dumas, Rapporteur, observe que l'emplacement choisi sur une pointe de terrain limité par deux étangs, et notamment par l'étang de l'Angle, dont le niveau est peu inférieur à celui de l'emplacement désigné, peut faire craindre la submersion des fosses, ce qui peut motiver un complément d'enquête.

M. le Maire de Balaruc affirme que des sondages pratiqués sous ses yeux lui ont démontré la possibilité de creuser, sans inconvénients, à la profondeur voulue; mais, d'après M. Dumas, un terrain non submergé à une époque de l'année, peut l'être dans un autre moment ou dans d'autres conditions, ce qui lui paraît motiver ses réserves.

M. Bertin, de son côté, se préoccupant surtout de l'orientation du futur cimetière, au Nord-Ouest du village, dans la direction du vent le plus fréquent de la région, M. Dumas insistant plus particulièrement sur la submersion possible des fosses, le Conseil émet un avis favorable à la demande de l'Administration municipale de Balaruc, formulée par le Conseil, le 12 Novembre 1878, le 9 Février et le 23 Mars 1879, sous les réserves qu'il sera constaté que les fosses ne seront pas susceptibles d'être inondées, et que la direction des vents dominants ne saurait être un danger pour la commune.

Commune de Fraïsse. — Le Conseil municipal de la commune de Fraïsse demande le transfert du cimetière de cette commune sur un autre point de son territoire.

M. Dumas, Rapporteur, expose que le cimetière existant ne présente plus une étendue en rapport avec le chiffre de la population; il est placé à côté de l'église, entouré de maisons, et ne remplit, dès lors, aucune des conditions imposées par les règlements. Cette situation, ajoute le Conseil municipal, fait que le respect dû aux cendres des morts n'est pas assuré et que la salubrité publique est compromise.

Dans les séances des 21 et 23 Février, le Conseil municipal de la commune de Fraïssé a voté la suppression de l'ancien cimetière et son transfert sur un terrain appartenant au sieur Bacu (Joseph), figurant au plan cadastral sous les N°s 2 et 8 de la section A, ayant une surface de 18 ares 20 centiares.

Les renseignements officiels établissent que la population de la commune de Fraïssé s'élève, depuis le dernier recensement, à 799 habitants, et la mortalité moyenne annuelle à 15 décès ; l'étendue du champ de repos sera suffisante. Le Rapport de l'Architecte, auteur du projet, indiquant 18 ares 20 centiares, c'est-à-dire 1820 mètres carrés, on pourra pourvoir sans difficulté aux concessions de divers ordres, à l'établissement d'un chemin de service, d'une chapelle et d'un caveau d'attente.

L'absence de toute opposition, les avis favorables émis par les diverses juridictions consultées, ont amené M. le Rapporteur à émettre un avis de même nature, qui a été confirmé par le Conseil.

Commune de Montblanc. — Le cimetière actuel de la commune ds Montblanc se trouve dans des conditions tout aussi fâcheuses que celles des cimetières précédents : son voisinage du village n'est point réglementaire, son étendue insuffisante, car il ne mesure que 1310 mètres carrés pour une population de 1498 habitants, donnant une moyenne annuelle de mortalité de 170 décès ; aussi tout le monde est-il d'accord sur la nécessité de son transfert.

La population se divise toutefois sur l'emplacement à choisir. Deux projets en présence divisent profondément les habitants de cette commune, celui de l'ancienne Municipalité, qui avait accepté le legs d'une pièce de terre nommée le Poumaou, faite par M. Chicouras, avec la destination formelle d'y installer le champ de repos projeté, et celui de la Municipalité actuelle qui, ayant égard aux inconvénients du terrain en question, a fait étudier trois autres emplacements; et, après examen, a choisi, sur l'avis de M. Barreau, Architecte du département, le terrain du sieur Fabre (Théodore), situé au Sud-Ouest du village, sur la parcelle 410 de la section C.

Les partisans du premier projet allèguent d'abord l'économie qui résulterait pour la commune, dont les revenus sont plus ou moins obérés, de l'emploi d'un terrain donné ; en second lieu, la proximité plus grande de ce terrain, qui n'est qu'à 50 mètres de l'église, tandis que la parcelle Fabre en est éloignée de 778 mètres, circonstance importante dans un pays où il est déjà difficile de se procurer des porteurs pour le transport des corps, alors que le cimetière est attenant au village, et qui doit être également prise en sérieuse considération au point de vue de la facilité plus grande accordée au culte des morts : ils ne voient, d'ailleurs, aucun inconvénient pour la salubrité à l'affectation de la terre Chicouras aux inhumations. Un protestataire, un seul, il est vrai, va même jusqu'à soutenir qu'elle est supérieure, à ce point de vue, à la parcelle Fabre.

Tel n'est pas l'avis de l'Administration municipale actuelle et des adhérents à son projet; il faut remarquer, en effet que la dépense à faire serait peu différente dans les deux cas, puisque de 12,000 fr., si l'on utilise la terre Chicouras, elle ne serait que de 13,300 fr. si l'on adoptait le terrain Fabre, différence de 1,300 fr. en faveur du premier projet, qui ne saurait compenser les nombreux inconvénients qui seraient la conséquence de son acceptation, et que nous indiquerons ci-après.

La question de distance ne mérite pas plus d'attention et doit même faire pencher l'opinion en faveur du projet municipal, car le terrain Fabre, distant de 778 mètres de l'église, ne l'est que de 300 des dernières habitations du village, tandis que le terrain Chicouras, situé en deçà de ces maisons, ne présente pas les mêmes garanties de salubrité, et limite l'extension du village de ce côté.

De plus, la terre Chicouras se trouve en contre-haut du sol, d'où s'échapppe la fontaine du village, et à moins de 40 mètres du réservoir d'origine de cette dernière, de sorte que l'eau qui en provient et qui est actuellement excellente, celle des puits voisins pourrait être souillée, corrompue par les infiltrations provenant des fosses du cimetière.

Enfin, le terrain Chicouras, qui a dans sa moitié supérieure des points où le roc affleure le sol, ne permettrait pas, d'après les fouilles pratiquées, le creusement des fosses à une profondeur dépassant 1 mètre à 1 mètre 30 environ, tandis que le terrain Fabre, argilo-calcaire, très favorable à la décomposition des corps, se laisse creuser jusqu'à 2ᵐ 50 ; situé au Sud-Ouest du village, ce même terrain est sur le versant opposé à celui sur lequel Montblanc est bâti, ce qui fait disparaître toute crainte de mélange des eaux d'alimentation avec les infiltrations provenant du cimetière.

La surface du terrain choisi par la Municipalité est de 3245 mètres, nécessaires pour le roulement quinquennal des inhumations, qui sont au nombre de 170 par moyenne annuelle, condition on ne peut plus favorable au service.

Malgré l'opposition très vive qu'a soulevé ce choix dans la commune, nonobstant le plus grand éloignement du terrain Fabre, il n'est pas douteux que la seule possibilité d'infecter la fontaine publique par les eaux s'infiltrant dans le terrain Chicouras, le condamnent sans retour, aussi bien que le peu de profondeur de la terre meuble, tandis que l'exposition, l'orientation, la nature du terrain Fabre, compensent largement son éloignement, qui ne saurait être considéré comme une condition défavorable à la salubrité publique.

Pour ces motifs, M. Dumas, Rapporteur, propose et le Conseil décide, à l'unanimité, qu'il y a lieu d'accueillir favorablement le projet de l'Administration municipale de Montblanc tel qu'il a été voté dans les séances des 7 Avril et 17 Novembre 1878, et d'autoriser la translation du cimetière actuel sur la parcelle N° 110, section C, acquise du sieur Fabre Théodore.

Commune de St-Étienne-d'Albagnan. — Les habitants de la commune de St-Etienne-d'Albagnan, se préoccupant des mauvaises conditions d'installation du cimetière actuel, demandent l'autorisation de le transporter sur un autre point de leur territoire.

Le cimetière actuel est situé autour de l'église, au milieu des habitations, il est d'une étendue insuffisante par suite de l'adjonction des hameaux de Caillos, Cassagnols et autres. L'encombrement y est tel, qu'en ce moment, l'ouverture de nouvelles fosses expose à exhumer des débris de cadavres non entièrement détruits; les corps qui y sont entassés peuvent produire, pendant les chaleurs de l'été, des émanations dangereuses, préjudiciables à la santé publique; l'absence de murs de clôture permet aux animaux immondes de le parcourir et de le fouiller, alléchés qu'ils sont par l'odeur des cadavres. Le roulement réglementaire des sépultures ne peut, enfin, avoir lieu.

Préoccupé de cet état de choses si regrettables, le Conseil municipal a, dans sa séance du 11 Avril 1875, voté, à l'unanimité, la suppression de ce champ de repos, et réclamé son transfert sur un terrain appartenant au sieur Carrière (Frédéric), situé à la distance exigée par les lois et règlements.

Le terrain choisi est longé au Nord par l'ancienne

Route Départementale N° 8, au Sud par la nouvelle Route N° 8, à l'Est par les châtaigneraies des sieurs Roy (Berre) et Affre (Jacques); sa surface est de 12 ares 88 centiares, c'est-à-dire de 56 mètres de long sur 20 de large.

Le nombre des habitants qui font usage de ce champ de repos est de 580, la moyenne annuelle des décès de 23; le service des inhumations est donc assuré pour le présent et pour l'avenir.

La couche de terre meuble est épaisse de 2 mètres 25 centimètres.

L'Architecte qui a fait les études du projet, pense que la surface de 1288 mètres carrés de surface, assurent le service annuel des inhumations, celui des concessions de tout ordre, aussi bien que l'établissement d'un chemin de service intérieur, d'une chapelle et d'un caveau d'attente.

L'absence d'oppositions, les avis favorables émis par les diverses juridictions qui ont pris connaissance du dossier, amènent votre Rapporteur, M. Dumas, à s'associer à cette opinion; le Conseil accepte à l'unanimité.

Commune de St-Jean-de-Buèges. — L'Adjoint au Maire de St-Jean-de-Buèges, le sieur Bonniol (Urbain), et un grand nombre d'habitants de cette commune, signalent à l'Autorité supérieure la nécessité de transférer le cimetière actuel, situé au milieu du village.

Dès 1862, le Conseil municipal réclamait de M. le Préfet l'autorisation de déplacer le champ de repos de la commune, situé dans l'intérieur du village, contrairement aux prescriptions du règlement du 24 Mai 1765, de la déclaration du 10 Mars 1776 et du Décret du 23 Germinal an XII, qui veulent que les cimetières soient placés à une distance minimum de 35 à 40 mètres de l'enceinte des communes, le Décret du 10 Mars 1876, autorisant les Maires à faire les acquisitions nécessaires à cette fin.

Dans la commune dont il s'agit, le cimetière est établi dans le village, entouré de maisons qui le surplombent, et d'où l'on voit tout ce qui se passe dans son enceinte; il est de plus longé par la promenade publique et le jeu de ballon.

Les pétitionnaires réclament donc son éloignement dans un lieu plus convenable pour les vivants et plus respectueux pour les morts.

Une lettre du 12 Février 1862, autorise M. le Maire à réunir le Conseil municipal et à lui soumettre le projet de translation.

Un vote favorable du Conseil municipal fut alors obtenu, mais les choses en restèrent là et ne furent reprises qu'en 1878. Dans la séance du 10 Décembre, le Conseil municipal, considérant qu'un projet de construction d'une école, projet pour l'exécution duquel un emprunt de 8,000 fr. a été contracté, il lui paraissait nécessaire de donner suite à la réalisation de ce dernier projet, avant tout autre, et qu'il s'opposait à la translation du cimetière.

Le 4 Mai 1879, M. Bonniol, Adjoint, et un grand nombre d'habitants, regrettant cette décision, renouvelèrent la demande faite en 1862, réclamèrent que le cimetière fût installé, conformément aux lois et règlements, à la distance voulue, et prièrent M. le Préfet de vouloir bien attirer sur cette question l'attention du Conseil Central d'Hygiène et de Salubrité publique du département.

Sur le Rapport de M. Dumas, le Conseil, considérant que les inhumations qui ont lieu en ce moment ne peuvent qu'aggraver la situation déjà si fâcheuse de St-Jean-de-Buèges ;

Qu'il y a urgence à transférer le cimetière existant dans un lieu plus convenable, exprime à M. le Préfet l'avis qu'il y a lieu de prendre les mesures les plus promptes pour assurer le déplacement du champ de repos de cette commune.

Commune de St Nazaire-de-Pezans. — Comme les précédents, le cimetière de cette commune est au milieu du village, attenant à l'église, consacré aux inhumations depuis un temps immémorial. Il n'est plus possible d'y creuser une fosse sans mettre à découvert des ossements ; aussi le Conseil municipal, dans sa séance du 24 Novembre 1878, des 3 et 10 Août 1879, réclame-t-il son transfert sur un lieu plus favorable.

L'emplacement choisi est à 200 mètres Nord-Ouest du village, d'une contenance de 300 mètres carrés environ.

La population de la commune étant de 680 habitants, la moyenne des décès annuels de 5 exigent une surface de 10 mètres, soit 50 mètres pour le renouvellement quinquennal.

L'étendue du cimetière projeté est donc suffisante pour assurer le service actuel et à venir, et les formalités voulues étant remplies, M. Dumas, Rapporteur, propose d'émettre un avis favorable, ce qui a lieu à l'unanimité.

Il est bien entendu que pour toutes les questions de cimetières passées successivement en revue, le Conseil est d'avis que les conditions d'emménagement et d'installation seront, autant que possible, conformes à celles qu'il a cru devoir prescrire pour les communes des Matelles et de Marsillargues, longuement énumérées dans le Fascicule de 1871 à 1875, p. 34 et suivantes de ces Comptes-Rendus.

Rues privées. — M. le Maire de Montpellier, par lettres des 30 Avril et 31 Octobre 1879, prie M. le Président du Conseil Central d'Hygiène et de Salubrité publique, de lui faire connaître son appréciation sur l'état actuel des rues Bourgoing, Puech-Pinçon, de Lunaret et Dom-Vaissette qui, n'appartenant pas à la ville, se trouvent dans un très mauvais état et donnent lieu à de légitimes réclamations.

M. le Maire estime que ces rues sont, non seulement incommodes pour la circulation, mais qu'elles sont, de plus, insalubres.

Avant de prendre les mesures nécessaires pour porter remède à cette situation, M. le Maire désire que le Conseil formule son avis à ce sujet.

M. Dumas, Rapporteur, expose que ces rues sont dans un état fâcheux sous le rapport de la viabilité, de la salubrité et de la sécurité publique, parce qu'elles sont mal nivelées, non pavées, sans trottoirs, qu'elles sont dépourvues d'égouts, de fontaines et d'éclairage. Les eaux ménagères y sont déversées sur la voie publique, où, mêlées aux eaux pluviales, elles forment des cloaques, des mares souvent infectes. Enfin le défaut d'éclairage rend la circulation dangereuse pour les personnes attardées, en favorisant les attaques nocturnes qui ne sauraient être qu'à l'abri de toute impunité.

La ville de Montpellier ne peut classer ces rues et les prendre à sa charge qu'à titre excessivement onéreux. Les dépenses seraient trop considérables, car la pose des tuyaux pour l'eau, pour le gaz, l'établissement des fontaines, de reverbères, la construction des égouts, le nivellement, le pavage et enfin l'établissement des trottoirs, entraîneraient des frais considérables, et imposeraient à la ville des charges qu'elle ne saurait accepter et qui incombent aux propriétaires riverains, la commune n'ayant à prendre ensuite à sa charge que l'entretien de ces rues et la fourniture de l'eau et du gaz.

Comme il est très difficile de déterminer les propriétaires à s'entendre à l'amiable avec l'Administration, attendu qu'il y a toujours quelque récalcitrant, M. le Rapporteur estime qu'il y a lieu d'opérer comme on l'a fait à Bordeaux, et que le Conseil d'Hygiène demande à M. le Préfet que l'Administration municipale soit invitée à faire appliquer à ces rues, dont quelques-unes portent le nom de cités, les règlements, qui se résument :

1° A faire barrer les extrémités de chaque rue ou

cité, de façon à empêcher les voitures et charrettes d'y circuler.

2° Défendre aux habitants de ces cités ou de ces rues de jeter sur le sol aucun débris, aucun détritus de ménage et d'établir une surveillance attentive pour que ces défenses soient rigoureusement appliquées.

3° Soumettre à ce régime toutes les rues non classées et toutes les cités que la spéculation s'efforce de créer, tous les jours, dans les quartiers excentriques de la ville, au détriment de la salubrité publique.

Les propriétaires, mis en demeure de se conformer à ces prescriptions ou de concourir aux dépenses nécessaires pour que la ville prenne ces rues à sa charge, seront trop heureux d'acquiescer à cette proposition, et s'engageront à rembourser, ultérieurement, à la ville, les dépenses qui incombent à chacun pour l'exécution des travaux.

Le Conseil adopte.

Submersion des vignes. — Le Conseil municipal, et M. le Maire de la commune de Vic, réclament, dans l'intérêt de la salubrité publique : 1° le recreusement du canal de la Roubine, à partir de son origine ; 2° la prohibition à M. Giniès, et autres propriétaires riverains, de submerger leurs vignes pour combattre le Phylloxera ; et 3° le curage du canal d'irrigation destiné au dessalage du marais de Vic.

Après avoir exposé l'historique de la Roubine, de 1815 à 1825, pour faciliter les travaux du canal des étangs et signalé les avantages qui en découlent pour la région, M. Dumas, Rapporteur, conclut de la manière suivante :

1° Les réclamations de M. le Maire, et des Membres du Conseil municipal de Vic, prouvent, de la part de ce Conseil et de l'Administration qui en préside les travaux, une sollicitude qui doit être applaudie dans l'intérêt des populations confiées à leur active surveillance.

La bonne volonté ne suffit toutefois pas toujours en pareille occurence, et nous croyons que les uns et les autres se trompent en attribuant les causes d'insalubrité dont ils se plaignent, à la nature des eaux de la Roubine ; aussi, conformément à l'opinion de M. l'Ingénieur ordinaire Dellon, pensons-nous que la stagnation des eaux du canal de la Roubine est due à l'encombrement de cette voie d'eau par les vases de l'étang ou les herbes qui y végètent avec une facilité extrême.

Le débarras de cette embouchure par des refauchages répétés serait un moyen efficace de parer à la situation, soit que l'Administration du salin de Villeneuve, propriétaire de l'étang de Vic et de la portion du canal de la Roubine creusée dans son sein, se charge de présider aux travaux ou autorise la commune demanderesse à intervenir dans ce but par une dépense qui sera toujours minime et qui n'empêchera pas, en cas d'insuccès, de recourir au moyen proposé par M. Dellon, de recreuser l'embouchure de la Roubine, si les faits ultérieurs en démontraient la nécessité.

2° Pour ce qui est du droit accordé à MM. Giniès

et Bancal, de submerger leurs vignes, les autorisations données doivent limiter à trois mois d'hiver, Décembre, Janvier et Février, le séjour des eaux empruntées à la Roubine sur les terrains submergés.

Il doit être expressément défendu de pratiquer la même opération à n'importe quelle autre époque de l'année,

3° Enfin, le canal d'irrigation destiné au dessalage des terrains du marais de Vic, doit être l'objet d'une surveillance attentive pour que les eaux ne stagnent pas dans l'intérieur de son lit et ne puissent s'y corrompre au point de compromettre la santé publique.

Le Conseil adopte ces conclusions.

Égout de Pignan. — Dans la séance du 22 Mars 1879 et sur la demande de M. Bertin, empêché, M. Espagne avait été chargé de procéder à une vérification des lieux ayant pour objet d'étudier la question relative au mauvais entretien du ruisseau de Bruc et des Martissous, signalé par la Municipalité de Saussan comme compromettant la salubrité publique de cette commune.

Il résulte, du Rapport de M. Espagne, qu'à ses yeux, l'insalubrité de la commune de Saussan doit être attribuée :

1° A l'état du ruisseau de Brue pour la partie de ces voies d'eau située sur la commune de Saussan.

2° Au ruisseau des Martissous, recevant à l'air libre les eaux sales et ménagères de Pignan et de ses usines, et venant s'ouvrir, à peu près à angle droit, au ruisseau de Brue, dans le point où s'élève le pont de Calade.

Le Conseil, après une discussion assez prolongée, pense, que pour mettre un terme définitif et efficace à cette fâcheuse situation, il y a lieu de prescrire des deux mesures ci-après :

1° Recreuser à vieux fond et à vieux bords le lit du ruisseau de Brue, depuis le pont de Pignan jusqu'à celui de la Calade.

Ce recreusement devra être fait aux frais de la commune de Saussan.

2° Le prolongement de l'égout de Pignan, depuis le point où il se déverse à l'air libre dans le ruisseau des Martissous jusqu'au pont de la Calade, sera couvert aux frais de la commune de Pignan.

Et depuis ce pont jusqu'à la Mosson, le ruisseau sera couvert aux frais des deux communes de Pignan et de Saussan.

E. Faits divers.

Eaux minérales. — M. le Secrétaire donne connaissance au Conseil d'un Rapport, dû à M. Déjean (Adolphe), domicilié à Paris, impasse Royer-Collard, 4, à l'effet d'obtenir l'autorisation d'exploiter, pour l'usage médical, une source d'eau minérale située dans la commune de Joncels, canton de Lunas (Hérault).

Les pièces fournies à l'appui de la demande, sont : la copie d'une attestation de l'emploi médical usuel des eaux de cette source, par les habitants des villages voisins, délivrée par le sieur Boulonis, du Bousquet-d'Orb (en date du 20 Août 1878), copie d'une analyse faite par M. Labarge, chimiste de Paris, datée du 9 Septembre 1879, et d'un Rapport de M. l'Ingénieur des Mines de l'arrondissement de Carcassonne, avec appréciation favorable à l'utilité de ces eaux, par M. l'Ingénieur en Chef de l'arrondissement de Toulouse.

M. le Rapporteur propose le renvoi de la demande, et sous réserve d'un captage convenable, à l'Académie de Médecine, seule compétente, d'après le règlement, pour prononcer sur l'autorisation demandée.

Le Conseil accepte.

Produits chimiques (Entrepôt de). — M. Estève, Chef d'Institution à Montpellier, avait demandé la suppression d'un entrepôt de produits chimiques tenu par le sieur Palayrac (Alexandre), dans un grand magasin situé rue Dessale-Possel et rue Léenhardt.

Cette affaire ayant été tranchée par le Tribunal civil, il n'y a pas lieu de lui donner suite.

TABLE DES MATIÈRES.

FIN.

www.ingramcontent.com/pod-product-compliance
Lightning Source LLC
LaVergne TN
LVHW050435160826
845677LV00002BA/714

9782329676371